Preparación de comidas

La Guía esencial para principiantes a más de 50 recetas rápidas, fáciles y bajas en calorías de Keto para quemar grasa y perder peso rápidamente (Libro en español / Meal Prep Spanish Book)

Por *Louise Jiannes*

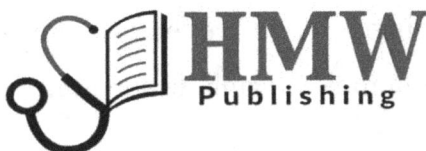

HMW Publishing

Para más libros geniales visita:

HMWPublishing.com

Descargar otro libro de forma gratuita

Quiero agradecerle por comprar este libro y ofrecerle otro libro (tan largo y valioso como este libro), "Errores de Salud y Fitness Que No Sabe Que Está Cometiendo", completamente gratis.

Visite el siguiente enlace para registrarse y recibirlo: **www.hmwpublishing.com/gift**

En este libro, voy a desglosar los errores más comunes de salud y fitness que probablemente esté cometiendo en este momento, ¡y le revelaré cómo puede llegar fácilmente a la mejor forma de su vida!

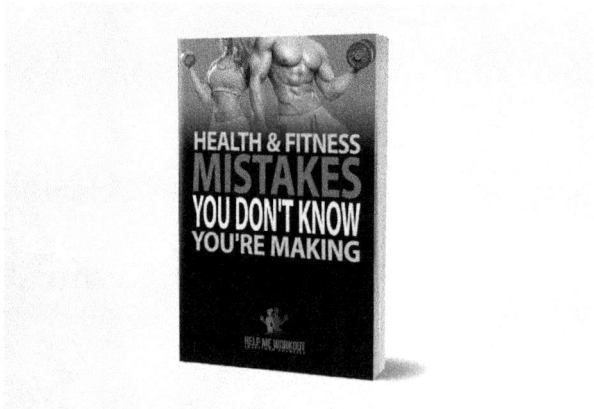

Además de este valioso regalo, también tendrá la oportunidad de obtener nuestros nuevos libros de forma gratuita, ingresar en concursos y recibir otros valiosos correos electrónicos de mi parte. De nuevo, visite el enlace para registrarse:

 www.hmwpublishing.com/gift

Tabla de contenido

5

6

Introducción

Quiero agradecerle y felicitarle por la adquisición del libro "Preparación de Comidas". Cada día, la gente está buscando soluciones para comer de forma saludable. Nunca es una tarea fácil planificar comidas que no sólo sean sabrosas, pero saludables. Sin embargo, debido a que muchos están tan ocupados en su trabajo o con el cuidado de sus hijos, se les hace difícil preparar comidas sanas y nutritivas para ellos y su familia. La mayor parte del tiempo, terminan comprando comidas rápidas.

No todos tienen el tiempo y el presupuesto para preparar deliciosas comidas en un santiamén. Otros, no saben cómo preparar las comidas con antelación, porque les resulta difícil de hacer. Pero recuerde, la alimentación saludable no solo tiene muchos beneficios significativos que serán buenos para usted, sino para toda su familia también.

No se preocupe, ¡ya que ahora posee la clave para hacer comidas saludables por adelantado! Este es un gran libro que le ayudará a empezar a preparar comidas nutritivas para toda la familia, incluso si está ocupado. En este libro, aprenderá los conceptos básicos en la preparación de alimentos, diferentes alimentos que puede utilizar para preparar sus comidas en un montón de maneras distintas, y lo más importante, ¡enseñarle a prepararlos de la manera correcta y nutritiva!

La preparación de comida ahorra tiempo, es saludable, agradable y económico. Aparte de eso, es un hábito que se puede incluir en su vida diaria. No hay manera correcta o incorrecta de preparar sus comidas, lo importante es que acumule conocimientos y haga uso de ellos. Las posibilidades y beneficios realmente valen la pena. ¡Empiece a leer y empiece a preparar sus comidas! ¡Diviértase aprendiendo y preparándose! ¡Gracias otra vez por adquirir este libro, espero que lo disfrute!

Además, antes de empezar, le recomiendo unirse a nuestro boletín de correo electrónico para recibir actualizaciones sobre próximos estrenos de libros o promociones. Puede inscribirse de forma gratuita, y como un bono, recibirá un regalo: ¡nuestro libro "Errores de Salud y Fitness que no sabe que está cometiendo"! Este libro ha sido escrito para desmitificar, exponer los "qué hacer" y "qué no hacer" principales y, finalmente, para equiparlo con la información que necesita para estar en la mejor forma de su vida. Debido a la abrumadora cantidad de información errónea y mentiras de revistas y de "gurús" autoproclamados, se está volviendo cada vez más difícil obtener información fiable para ponerse en forma.

En lugar de tener que pasar por decenas de fuentes sesgadas y poco confiables para obtener información sobre su salud y bienestar. Todo lo que necesita para ayudarlo se ha desglosado en este libro, para que pueda entenderlo fácilmente y obtener resultados inmediatos con el fin de alcanzar sus objetivos deseados en el menor tiempo posible.

Una vez más, para unirse a nuestro boletín de correo electrónico gratuito y para recibir una copia gratuita de este valioso libro, visite el enlace de registro y ahora: **www.hmwpublishing.com/gift**

Capítulo 1: preparación de la comida 101

Cuando se trata de comer alimentos saludables, la preparación es siempre la mejor clave para el éxito. Hay un estudio que sugiere, incluso, que dedicarle tiempo a la cocina y a la preparación de las comidas está directamente vinculado a tener mejores hábitos alimenticios. La preparación de las comidas por adelantado o "meal prep" se está convirtiendo en una moda muy popular en todo el mundo. Se ha vuelto popular, y más personas están aplicando este tipo de sistema de preparación de alimentos. Las personas que se dedican a dietas especiales, tales como Weight Watchers o la dieta paleo, han podido disfrutar de los beneficios de la preparación de comida, ya que puede ser bastante difícil de preparar sus platos, especialmente cuando están siguiendo una dieta estricta.

La preparación de la comida puede ser diferente de una persona a otra. Por lo tanto, es esencial que se encuentre un programa que funcione bien para usted y con el tipo de comidas que le gustan. Pero primero, déjeme enseñarle cómo preparar comidas puede cambiarle la vida:

- **Ahorre tiempo:** El principal beneficio de preparar la comida por adelantado es ahorrar tiempo. Le permite comer sano durante la semana sin la molestia de preparar comida durante largas horas. Es difícil pararse en frente de su refrigerador una y otra vez sin saber qué alimentos preparar para su familia. Saber cómo preparar comidas eficientemente puede ayudarlo a tenerlas listas en un instante, y además, disminuirá el tiempo que necesita para ir al supermercado a comprar sólo su comida del día.

- **Ahorre dinero:** Algunas personas piensan que para comer de forma saludable tiene que gastar una cantidad considerable de dinero. ¡Preparar comida por adelantado les demostrará que están equivocados! La verdad es todo lo contrario, preparar comida con anticipación le ayudará a ahorrar algo de dinero, ya que será capaz de comprar artículos a granel y le permitirá utilizar bien su congelador. No tenga miedo de comprar hierbas frescas o cantidades significativas de pollo. Hay maneras de almacenarlos para usarlos en el futuro.

- **Le permite escoger alimentos saludables:** estar ocupado no deja demasiado tiempo para preparar comidas en casa, de ahí por qué la mayoría de las veces se opta por las comidas

14

rápidas. Lo bueno de preparar la comida por adelantado es que usted no tiene que consumir comidas rápidas todos los días. No tiene la necesidad de depender de ellas como una alternativa de último minuto.

- **Las compras son más accesibles:** le ayuda a ser organizado y tener una lista de las cosas que necesita para preparar sus comidas. Hacer una lista le ayudará a evitar la compra de alimentos procesados y productos azucarados que no necesita.

- **Aprender el control de porciones:** si usted está siguiendo una dieta estricta o simplemente quiere vivir una vida sana, el control de las porciones es igualmente necesario para tener éxito en su camino. Puesto que ya está preparando sus comidas con antelación, puede saber qué alimentos y cuántas calorías hay en las comidas que consuma. Esto también le dará un gran conocimiento sobre qué alimentos son especialmente buenos para su salud.

- **Agregar variedad en su comida:** aunque parezca que preparar comida por adelantado puede ser bastante difícil, según las estadísticas, las personas que no están planeando sus comidas tienen más tendencia a comer los mismos platos de comida una y otra vez. Preparar comida por adelantado, al contrario, le permite tener una gran cantidad de variedad en sus comidas.

Estos son sólo algunos de los beneficios que puede obtener una vez que comience a preparar sus comidas por adelantado. La belleza de esto es que no hay límites ni reglas estrictas. Usted tiene la libertad de ser creativo y probar diferentes comidas para toda la familia. Lo importante es apartar un poco de tiempo cada semana para hacerlo. Una vez que se familiarice con un sistema que funcione bien para usted, todo sucederá de manera fluida.

Capítulo 2: Primeros pasos

Si es nuevo en este método, aquí están algunas de las cosas básicas que necesita saber para que pueda planificar y empezar a preparar sus comidas.

Evaluando sus hábitos alimenticios

Usted y los hábitos alimenticios de su familia pueden cambiar cada semana. Todo dependerá de su horario de trabajo, las actividades escolares, planes de viaje, compromisos y otras actividades que puede tener programadas para la semana. Tenga en cuenta estos escenarios al hacer un plan:

* ¿Cuántas comidas hace en un día? Evalúe el horario que tienen usted y su familia. Tenga una idea aproximada de cada uno y el horario de todos para que sepa el número de comidas que va a preparar para toda la semana.

- Tiempo de preparación de las comidas: si usted piensa que tiene una agenda muy ocupada en la semana por venir, considere buscar recetas que sean fáciles de hacer o se puedan dejar fuera mientras está trabajando como recetas olla de cocción lenta.

- Estado de ánimo: los antojos de alimentos y los cambios de estación pueden afectar significativamente su preparación de la comida. Puede haber momentos en que no tenga los ingredientes disponibles para los alimentos que desea preparar, ya que están fuera de temporada o por otras razones. Las condiciones climáticas como las estaciones de lluvias o de invierno necesitan comidas calientes, así que trate de estar preparado para este tipo de situaciones también.

- Presupuesto: piense en productos que están en oferta y en temporada. A veces los productos que están fuera de temporada pueden ser un poco caros. Así que asegúrese de que tiene suficiente presupuesto para llevar a cabo su preparación de comidas.

- Tenga un plan escrito con lápiz y papel o en una de sus aplicaciones. Anote sus comidas planificadas, y para cuántas personas serán. Asegúrese de incluir también lo que se puede hacer con las sobras.

Eligiendo sus ingredientes

Esto son algunos consejos que puede utilizar para seleccionar algunos de los ingredientes frescos para preparar las comidas sanas y nutritivas diarias:

- **Busque productos locales:** dependiendo de su ubicación, lo mejor es conocer la comida local disponible en el mercado. De esta manera, usted será capaz de planificar las comidas que se van a preparar, y ya está familiarizado con los ingredientes que están en temporada en su área.

- **Carne:** Al igual que con los peces, se quiere buscar la carne que es de color rojo brillante. Evitar la carne que ya tiene un color rojo amarronado. Esto significa que ya no es fresco. Asegúrese de también oler la carne. Si huele mal, es probable, que hayan estado allí por un tiempo bastante largo, no lo compre.

- **Pollo:** el pollo fresco debe ser de color rosa. No compre pollo que ya es de color grisáceo y tiene lágrimas. Al igual que la carne y el pescado, es esencial que no tengan un mal olor. Así que siempre asegúrese de olerlos primero. Para el pollo congelado, compruebe si tiene demasiada sangre, ya que a veces pueden ser maltratados al ser envasados. Esto aumenta el riesgo de tener una gran cantidad de contaminación bacteriana, ya que

21

podría haber sido descongelada, y luego congelada otra vez un par de veces.

- **Una regla de oro para la elegir frutas y verduras frescas:** asegúrese de que no tengan moho, huecos, manchas marrones o la piel arrugada. La mayoría de las frutas y verduras frescas tienen colores vibrantes, son firmes y regordetas. Puede diferenciarlas de las que están viejas y podridas.

El uso de las hierbas y especias

Nuestra comida siempre sabe mejor cuando está correctamente condimentada. Sin embargo, la disfrutará mucho más si sabe cómo usar las hierbas y especias. ¡Asegúrese de sazonar bien sus comidas preparadas por adelantado para añadirle así mejor sabor!

- Las hierbas y especias se utilizan para mejorar los sabores de nuestros alimentos y no para ocultarlos o disfrazarlos. Sea selectivo con la combinación de hierbas y especias que va a usar. No use demasiadas combinaciones ya que así solo confundiría o cambiaría el sabor de tu plato.

* Para la liberación inmediata de sabor, aplaste las hierbas, como el orégano, el tomillo, la albahaca, en la palma de su mano antes de usarlo en su plato. Esto despertará los sabores al instante.

* Las hierbas secas se usan mejor cuando se combinan con aceite o agua porque se infusionan mucho más rápido. Las hierbas frescas, por otro lado, proporcionan un sabor completo y audaz a su plato. Estas también son ideales para adornar.

Compilando sus recetas

Puesto que ya está decidido en preparar sus comidas, ahora es el momento de echar un vistazo a varias recetas. Busque esas recetas que son nutritivas, saludables y que su familia seguramente va a disfrutar. Cree una lista principal donde pueda encontrar rápidamente la receta que va a preparar. Cada vez que intente una, asegúrese de agregarla a su lista de recetas.

Sea creativo y aventurero. Busque nuevas recetas que valga la pena probar y tome nota de ellas. Asegúrese de tomar nota de la información nutricional para que sea capaz de cumplir con los nutrientes necesarios que necesita, especialmente si está siguiendo una dieta específica. Eche un vistazo a las porciones, ya que estas son esenciales para la preparación de su comida. Le ayudará significativamente especialmente si va a alimentar a toda la familia. No olvide planear qué va a hacer con las sobras.

Otra cosa positiva de preparar la comida por adelantado es el uso de ingredientes. Puede seleccionar recetas que tengan los mismos ingredientes,　lo cual ayuda a reducir al mínimo la cantidad que necesita

comprar.

Capítulo 3: trucos e ideas

Para darle más ideas y consejos sobre cómo proceder con su preparación de comidas, ¡aquí hay algunos trucos que podrá intentar sin tener que exigirse demasiado!

Cocine una vez por semana

Aparte un día donde pueda tomarse un poco de tiempo para hacer algunas compras. Sería bueno comprar un poco a granel, para que no tenga que volver al supermercado de nuevo para comprar una sola cosa. Esto puede parecer una tarea que consume tiempo, pero le ahorrará un montón de tiempo en el futuro.

Así que tome un día o incluso medio día sólo para comprar las cosas que necesita para cocinar y luego cortar las verduras y la carne para estar listo para cocinar. La ventaja de esto es que sólo tiene que cortar una vez por semana, precalentar el horno una vez, y tener todo listo. Si le toma alrededor de 10 minutos cortar todo lo necesario para una comida, sólo le tomaría aproximadamente 40 minutos cortar los que necesite para 5 comidas, entonces, ¿por qué no hacerlo todo hoy y simplemente guardarlo en el congelador, donde lo mantendrá fresco durante al menos una semana?

Esto no sólo representa un ahorro de tiempo, sino un ahorro de electricidad, razones por las cuales también podría considerar comprometerse a cocinar un lote de comida una vez a la semana.

Manténgalo simple

No hay necesidad de preparar platos súper lujosos, de restaurantes 5 estrellas. Manténgase dentro de su zona de confort y relájese. Cocinar debe ser disfrutado. No haga que su vida sea más complicada de lo que ya es. Sólo sea práctico y encuentre recetas que le gustaría probar y que crea que podría disfrutar hacer.

Después de todo, usted está tratando de simplificar su vida mediante la planificación y la preparación de sus comidas por adelantado, entonces, ¿por qué complicar todo intentando hacer cosas que están más allá de su alcance? Sea realista.

Llene ese congelador

Tome las bolsas para congelador que tenga o tal vez algún Tupperware en el que pueda escribir. Almacene los alimentos en su refrigerador para evitar que se pongan rancios y recuerde mantener su refrigerador lleno de vez en cuando, para evitar pasar hambre y estar preparado para invitados sorpresa que podrían venir a su casa.

Ponga esa olla de cocción lenta en uso

Quizás esté apresurado porque tiene que ir a otro lugar. Pero hay que tener en cuenta que la cocina no es algo para hacer a la carrera. Es algo que debe ser disfrutado y amado. Entonces, ¿por qué no empezar a utilizar su olla de cocción lenta y cocinar algunos de los alimentos que le gustaría que quedaran jugosos, tiernos y deliciosos?

Las ollas de cocción lenta le proporcionan comida con el gusto perfecto, llena de sabor y nutrición también. Puede incluso cocinar la mayoría de los alimentos durante más de 8 horas, así que puede ir a trabajar y dejar que la olla de cocción termine de cocinar por sí misma.

Mezcle y combine

Sea creativo con su comida, si siente que le está faltando algo, simplemente busque otra cosa para sustituirla. Utilizar de forma cruzada sus ingredientes es algo que haría un chef innovador, así que pruébelo. Piense en las infinitas combinaciones de alimentos que puede crear al hacerlo.

Mantenga su refrigerador organizado

Usted sabe exactamente cuán esencial es su refrigerador para usted, por lo que debe hacer todo lo posible para cuidarlo. Haga algunos arreglos en su refrigerador y colóquelo de la manera que le resulte más conveniente. Hágalo agradable a los ojos y trate de arreglarlo usted mismo para que sepa exactamente dónde está todo.

Estos son solo algunos de los trucos que puede probar, pero no se sienta obligado por ellos. A lo largo de su camino a través de la preparación de las comidas, descubrirá más trucos y tal vez incluso creará algunos propios. Las posibilidades pueden ser infinitas, y solo necesita arriesgarse para lograr lo que desea; ¡así que buena suerte en la preparación de sus comidas!

Capítulo 4: recetas

Ahora que usted ya está listo para empezar a preparar comidas por adelantado, aquí están algunas grandes recetas que puede probar. Desde el desayuno, aperitivos e incluso platos principales – ¡hay algo que espera por usted! ¡Busque sus delantales y a cocinar!

Avena Rápida en un Frasco

Ingredientes

* Fruta de su elección (utilice fruta liofilizada para obtener dulzura natural, arándanos desecados, manzanas desecadas, etc.)

* Leche (de coco, anacardos o leche de almendras sin azúcar)

* Avena seca o tradicional.

Instrucciones

1. Cuando prepare comida con anticipación, use frascos de vidrio del tamaño de una pinta. Coloque aproximadamente ½ taza de avena seca en el fondo del frasco primero. No use avena cortada. Agregue su combinación de frutas preferida y luego séllela bien. Mantenga en su despensa hasta que lo quiera consumir. Esto durará alrededor de 10 días.

2. Cuando esté listo para consumir: vierta una taza de agua o leche hirviendo. Deje reposar durante unos 10 a 20 minutos. ¡Tome la cuchara y ya está listo!

Pollo al Horno y Batata

Ingredientes

- 6 dientes de ajo cortados

- 2 cucharadas de aceite de oliva

- 1 batata, cortada, de una pulgada de grosor

- 1 ½ cebolla picada

- 2 tazas de zanahorias, cortadas, de una pulgada de grosor

- 1 libra de pechuga de pollo, cortado a una pulgada de grosor

- 1 lb de brócoli al vapor

- 1 cucharadita de romero, seco

- ½ taza de queso parmesano

Instrucciones

1. Precaliente el horno a 375 grados F.

2. Con un molde para hornear grande, combine todos los ingredientes excepto el queso parmesano y el

brócoli al vapor. Sazone con sal y pimienta y luego hornee durante unos 30-40 minutos o hasta que el pollo se cocine bien y las verduras también estén suaves.

3. Retire del horno y luego agregue el brócoli y el queso parmesano. Coloque en recipientes diferentes y almacénelo hasta que esté listo para consumir.

Sándwiches Congelados por Adelantado

Ingredientes

* 6 huevos grandes

* 6 panecillos ingleses

* 6 rebanadas de queso cheddar

* 18 trozos de jamón deli en pequeñas rebanadas

Instrucciones

1. Precaliente el horno a unos 350 grados F.

2. Engrase una bandeja grande para panecillos o magdalenas y rompa cada huevo en la ranura. Rompa la yema suavemente y agregue pimienta y sal. Hornee de 10 a 15 minutos hasta que esté cocido. Retire de las ranuras y deje reposar.

3. Prepare el sándwich por capas. Primero con queso, luego, alrededor de 3 lonchas de jamón. Cubra con el huevo cocido, luego cierre el sándwich.

4. Envuelva con plástico y luego congele hasta que esté listo para consumir.

5. Cuando coma, retire de la envoltura y luego cocine en el microondas por alrededor de un minuto a baja potencia. Voltéelo y luego cocine en el microondas por otro minuto.

Ensalada Rápida de Manzana, Almendra, y Arándanos

Ingredientes

- 2 pechugas de pollo

- 4 tallos de apio picado

- 2 manzanas picadas

- Pimienta y sal de ajo para sazonar

- ½ taza de almendras rebanadas

- 1/3 taza de arándanos secos

- 6 a 8 tazas de verduras mixtas

- 2 cebollas verdes picadas

Para el aderezo:

- 5 onzas de yogur griego, natural

- 1 cucharada de miel

- 1 cucharada de chalotes picados

- 2 cucharadas de vinagre de sidra de manzana

- ½ cucharadita de semillas de amapola

- Pimienta y sal

Instrucciones

1. Para preparar el aderezo, mezcle todos los ingredientes y combine bien. Ajuste el sabor si es necesario. Coloque alrededor de 2 a 3 cucharadas de aderezo en el fondo de 4 jarrones de vidrio. Dejar de lado.

2. Mientras tanto, sazone el pollo con pimienta y sal de ajo y luego cocine en una sartén antiadherente hasta que esté bien cocido. Deje enfriar y luego corte en pedazos para servir.

3. Divida los ingredientes en los jarrones de virio. Ordene las capas de la siguiente manera: apio por arriba del aderezo, luego manzanas, pollo, almendras, arándanos, cebollas verdes y lechuga en la capa superior.

4. Cierre herméticamente y luego guárdelo dentro del refrigerador hasta que esté listo para el consumidor. Esto durará unos 3 días.

Ensalada de Tofu y Calabacín

Ingredientes

- 2 calabacines en espirales

- 1 taza de zanahorias, cortada en cubitos

- 1 bloque de tofu cocido, cortado en cubos

- ½ taza de cerezas deshuesadas

- ½ de cebolla, cortada en cubitos

Para el aderezo

- 1 cucharada de tamari

- 1 ½ cucharadita de ajo

- 2 cucharadas de vino de arroz

- 1 cucharadita de jengibre

- 1 cucharada de aceite de sésamo

- 1 cucharada de mantequilla de maní

Instrucciones

1. Drene cualquier exceso de agua de los fideos en espirales.

2. Combine zanahorias, cebollas y cerezas en un tazón. Mientras tanto, cocine el tofu según su preferencia.

3. Coloque los fideos en espirales en el tazón con la mezcla combinada. Agregue el tofu cocido.

4. Usando un frasco, mezcle todos los ingredientes del aderezo. Combine bien. Coloque la mezcla de verduras en la parte superior y mezcle bien cuando esté listo para consumir.

Pollo Con Verduras

Ingredientes

- 3 pechugas de pollo, cortadas a una pulgada de espesor

- 1 cebolla roja picada

- 2 pimientos picados

- 2 calabacines picados

- 2 tazas de brócoli

- 2 dientes de ajo picado

- ½ cucharadita de pimienta

- 1 cucharadita de sal

- ½ cucharadita de pimienta roja

- 2 cucharadas de aceite de oliva o de aguacate

- 1 cucharada de aderezo italiano

- 2 a 3 tazas de arroz integral, cocido

Instrucciones

1. Precaliente su horno a 450 grados F. Forre la bandeja del horno con papel pergamino.

2. Coloque los vegetales y el pollo en la bandeja y sazone con todas las especias de manera uniforme. Rocíe con aceite y luego mezcle ligeramente.

3. Hornee de 15 a 20 minutos o hasta que las verduras y el pollo estén cocidos.

4. Coloque aproximadamente media taza de arroz en recipientes y luego divida la mezcla de pollo y verduras sobre el arroz. Cubra y guarde en el refrigerador hasta que esté listo para consumir. Esto durará alrededor de 5 días.

Frittata de Quinoa

Ingredientes

* ¼ taza de quinoa, seca

* 4 huevos

* ½ taza de agua

* 1 taza de queso cottage

* ¾ taza de jamón picado

* 1 ½ tazas de queso cheddar, rallado

* 1 10 oz paquete de espinacas congeladas, picadas y descongeladas

Instrucciones

1. Cocine la quinoa en agua hirviendo. Reduzca el fuego y cocine a fuego lento durante alrededor de 10 minutos. Retire del fuego, amase con un tenedor y deje enfriar.

2. Mientras tanto, precaliente su horno a alrededor de 350 grados F. Rocíe con spray antiadherente un plato circular para tartas.

3. Agregue los huevos batidos con el resto de los ingredientes en el plato de tarta. Hornee durante unos 50 minutos o hasta que los lados se pongan marrones. Deje enfriar por aproximadamente 10 minutos y luego corte. También puede guardarlo en el refrigerador antes de consumir.

Panquecas de Suero de Leche

Ingredientes

- Una cucharadita de polvo de hornear

- Una pizca de sal

- Una taza de harina para todo uso

- 1 huevo batido

- ½ cucharadita de bicarbonato de sodio

- Una cucharadita de miel o azúcar sin refinar

- 1 ½ tazas de suero de leche

- Una cucharada de mantequilla derretida

Instrucciones

1. Combine polvo de hornear, sal, bicarbonato de sodio y harina. Mezcle el huevo junto con el suero de leche y luego agréguelo a la mezcla de harina. Revuelva bien hasta que se vuelva suave.

2. Agregue la mantequilla derretida, luego el azúcar.

3. Usando una taza medidora de un tamaño de ¼, saque la mezcla y luego fría en una plancha a aproximadamente 325-350 grados. Esto rendirá alrededor de 10 panquecas.

4. Para almacenar y congelar: enfriar completamente después de que estén cocinadas. Cubra una bandeja para hornear con un papel de pergamino y coloque las panquecas sin tocarse. Agregue otra capa del papel pergamino y luego coloque otra panqueca hasta que todas las panquecas estén arregladas y listas para ser congeladas sin tocarse. Añada otra capa de papel de pergamino a continuación, coloque otra panqueca hasta que todas las panquecas estén dispuestas y listas para ser congeladas.

5. Colóquelas en el refrigerador y congélelas hasta que se estabilicen. Una vez que estén listas para

usar, puede calentarlas en la tostadora, el microondas o la plancha.

Salchicha de Pollo Con Vegetales En Espirales

Ingredientes

- 1 taza de tomates enlatados triturados

- ½ cucharadita de condimento italiano

- ½ cucharadita de ajo en polvo

- ½ cucharadita de cebolla en polvo

- 1 taza de guisantes dulces

- 14 oz de calabaza amarilla en espirales

- ½ taza de cebolla, en rodajas

- 6 onzas de salchicha italiana pollo cocida, en rodajas y por la mitad

- 1 cucharada de queso parmesano rallado

Instrucciones

1. Precaliente su horno a 375 grados F y luego forre una bandeja para hornear con papel de aluminio rociado con spray antiadherente.

2. Mientras tanto, combine los condimentos y los tomates triturados. Coloque las verduras en espiral, la cebolla y los guisantes en la bandeja para hornear. Cúbralos con la salchicha de pollo y la mezcla de tomate triturado. Cubra con papel de aluminio y luego selle los bordes para formar un paquete.

3. Hornee por unos 20 minutos o hasta que los vegetales se ablanden. Abra el paquete y coloque la preparación en contenedores si no se come de inmediato.

Quesadillas de Desayuno

Ingredientes

* Una pequeña cebolla roja en cubitos

* 2 cucharadas de aceite de oliva (dividido)

* Media taza de granos de maíz congelados o frescos

* ½ cucharadita de comino molido

* ½ cucharadita de sal (dividido)

* Un diente de ajo picado

* ¼ cucharadita de paprika (ahumado)

* 8 huevos de gran tamaño

* Una pizca de pimienta negra

* Una cucharada de leche

* 10 tortillas de harina grandes

* 1 lata frijoles negros (15 oz) (lavados y escurridos)

* ½ taza de salsa (estilo grueso, añadir 2 cucharadas más)

- 1 ½ taza de queso rallado (depende de su preferencia)

- yogur griego, rodajas de aguacate, salsa gruesa (esto es opcional)

Instrucciones

1. En una sartén grande, agregue una cucharada de aceite de oliva a fuego medio. Agregue las cebollas y cocínelas mientras las agita ocasionalmente durante aproximadamente 2 minutos. Agregue el maíz, el comino, ¼ de cucharadita de sal, ajo y pimentón. Cocine durante aproximadamente 3-4 minutos y luego transfiera a un tazón. Póngalo a un lado.

2. Bata la leche, los huevos y el resto de la pimienta y la sal. Coloque la sartén otra vez sobre llama baja a media. Agregue la cucharada restante de aceite de oliva. Una vez caliente, agregue la mezcla de huevo y cocine por unos 3 a 4 minutos mientras remueve

ocasionalmente hasta que quede revuelto. Retire del fuego.

3. Drene el exceso de agua, si la hay, del tazón de la mezcla de vegetales. Agréguelos a la sartén con los huevos. Agregue los frijoles negros a la sartén y combine bien. Sazone al gusto.

4. En su estación de trabajo, tome una tortilla y coloque aproximadamente 1/10 de la mezcla de huevo en la mitad de la tortilla, asegúrese de dejar un espacio pequeño para poder doblarla.

5. Cúbrala con queso y una cucharada de salsa y doble la mitad vacía sobre el relleno. Debería verse como un semicírculo. Repita el mismo proceso en las tortillas restantes.

6. Para cocinar, agregue una pequeña cantidad de aceite o aerosol para cocinar en una sartén antiadherente. Coloque la tortilla preparada y cocine alrededor de 5 a 6 minutos hasta que los

dos lados estén dorados y el queso derretido. Repita hasta que todas las tortillas estén cocidas.

7. Córtelas en triángulos y sírvalas calientes. Esto rendirá 10 quesadillas.

8. Para las comidas preparadas: cocine los huevos y las verduras según las indicaciones y deje enfriar. Arréglelas de la misma manera, pero en lugar de cocinar, envuelva cada una de las quesadillas con una envoltura de plástico. Para evitar que se doblen, colóquelas en un recipiente con una superficie plana. Póngalas en el congelador hasta que se estén firmes. Una vez que estén firmes, transfiéralas a un recipiente hermético, y luego guárdelas de nuevo en el congelador.

9. Una vez que estén listas para comer, retire la envoltura de plástico, caliente en el microondas durante aproximadamente 2-3 minutos hasta que se calienten bien. Otra forma de calentarlas es

descongelarlas primero y luego cocinarlas en la sartén como se menciona en la receta.

Barras de Desayuno de Arándanos

Ingredientes

* 1 ½ taza de copos de avena 100% puros

* ¾ tazas de almendras (enteros)

* ½ taza de arándanos (secados)

* ½ taza de pistachos

* 1/3 taza de linaza (granos)

* 1/3 de nueces

* 1/3 taza de pepitas

* ¼ taza de semillas de girasol

* 1/3 taza de miel pura (también se puede utilizar jarabe de arce)

* ¼ taza de salsa de manzana (sin azúcar)

* 1 taza de mantequilla de almendras

Instrucciones

1. Coloque papel de cera o pergamino en una bandeja para hornear de 8x8 dejando el papel colgando sobre los bordes.

2. Combine avena, almendras, arándanos, pistachos, semillas de linaza, nueces, pepitas y semillas de girasol en un tazón grande y mézclelos.

3. Agregue lentamente la miel y continúe revolviendo ligeramente. A continuación, agregue la mantequilla de almendras y mezcle bien.

4. Coloque la mezcla en la bandeja para hornear forrada y presione firmemente con la palma de sus manos o si tiene un mini rodillo, también puede usarlo. Asegúrese de que esté distribuido uniformemente.

5. Congelar durante aproximadamente una hora. Retire del congelador y levante lentamente el papel con la porción de la mezcla. Pele suavemente el

papel y córtelo diagonalmente en barras largas, esto rendirá al menos 8 barras. Córtelas a la mitad para crear 16 barras. Colóquelas en una bolsa resellable y póngalas en el congelador.

6. Cuando tenga prisa, solo tome una barra y ¡voilá! Rinde para 16 deliciosas barras.

Kebabs de Pollo al Ajillo

Ingredientes

* ¼ taza de aceite de oliva extra virgen

* 2 dientes de ajo picados

* Una cucharadita de pimienta

* Una cucharadita de sal

* 4 pechugas de pollo (sin hueso y sin piel de cortadas a 1 ½ pulgada)

* 1 lima o limón (en jugo)

* 1-2 cucharaditas de Sriracha (si desea)

* pinchos

Instrucciones

1. Mezcle jugo de limón, aceite de oliva extra virgen, pimienta, sal, ajo y Sriracha. Vierta sobre el pollo y colóquelo en una Ziploc o bolsa con cierre. Deje macerar durante aproximadamente 2-8 horas dentro del refrigerador.

2. Retire el pollo y ensártelo en los pinchos.

3. Precaliente su parrilla de fuego medio a fuego alto.

4. Cocine el pollo durante unos 10 a 15 minutos. Voltee el pollo de vez en cuando hasta que quede bien cocido.

5. Para almacenarlo, coloque el pollo crudo en el congelador. Asegúrese de que su bolsa con cierre sea segura para congelar. Cuando quiera cocinarlo, descongélelo primero. Rinde 4 raciones.

Taco de Ensalada de Verduras

Ingredientes

Para el aderezo de cilantro y limón

- El jugo de un limón

- ½ taza de cilantro fresco

- Una cucharada de vinagre de sidra de manzana

- Una cucharadita de miel

- Una pizca de sal

- ¼ taza de yogur griego (sin grasa y natural)

Para la ensalada

- ½ taza de frijoles negros

- ¼ pepino cortado en cubitos

- ¼ taza de maíz

- 3 tazas de verduras mixtas

- 1 tomate picado en cubitos

- ¼ taza de pimiento rojo picado en cubitos

- Una cucharada de queso cheddar (triturado)

- ¼ de aguacate en cubos

Instrucciones

1. Prepare el aderezo para la ensalada licuando todos los ingredientes. Viértalo en el fondo de un jarrón de vidrio, llenando aproximadamente un cuarto de éste. Utilice los frascos de boca ancha.

2. Coloque en capas los ingredientes en este orden: pepino, frijoles negros, luego tomate, maíz, luego el pimiento rojo, verduras mixtas, aguacate y el queso.

3. Tape con fuerza el jarrón y colóquelo en el refrigerador. Esto puede ser almacenado por 5 días. También puede optar por romper unos cuantos chips de tortillas en la parte superior cuando lo coma.

Barritas de Pescado Al Horno

Ingredientes

* 1/3 taza de aceite de olive extra virgen

* 3 huevos grandes

* 3 tazas de migas de pan

* Una cucharada de condimento de mariscos

* 2 ½ libras de filetes de tilapia (sin piel y cortado en tiras de una pulgada)

* Sal kosher

* Salsa de tomate y ensalada de col o repollo para servir

Instrucciones

1. Precaliente su horno a 450 grados F. Utilizando una bandeja grande para hornear con borde, coloque las migas de pan junto con el condimento para mariscos, media cucharadita de sal y aceite. Tuéstelo dentro del horno, sacudiéndolo una vez,

durante aproximadamente 5-7 minutos o hasta que se dore. Transfiera a un tazón.

2. Mientras tanto, bata los huevos con una cucharada de agua. Sumerja el pescado en los huevos y cúbralo con las migas de pan tostado. Agite el exceso de migajas y luego colóquelo en un molde para hornear forrado con papel pergamino.

3. Hornee durante aproximadamente 12-15 minutos o hasta que esté opaco y crujiente. Sírvalo con ketchup o ensalada de col si lo desea.

4. Las tira de pescado sin cocer se pueden congelar y almacenar durante 3 meses. Congélelas primero en una bandeja para hornear hasta que se vuelvan firmes. Métalas en las bolsas para congelar y manténgalas en el refrigerador. Una vez que las quiera cocinar, hornéelas congeladas durante unos 18-20 minutos. Sirve 8 porciones.

Tazones de Pollo y Vegetales a la Parrilla

Ingredientes

* 16 oz de quinoa cocida

* 4 tazas de espárragos asados picados

* 4 tazas de coliflor (asado)

* 4 tazas de brócoli (asado)

* 16 oz de arroz integral cocido

También puede sustituir las verduras con:

* 4 tazas de col de Bruselas (asadas)

* 4 tazas de judías verdes

Para el pollo a la parrilla

* Una cucharadita de sal kosher

* Una cucharadita de comino molido

- ½ cucharadita de sal de ajo

- ½ cucharadita de paprika ahumada

- ½ cucharadita de pimienta molida

- 2 limones

- 3-4 pechugas de pollo de tamaño medio (sin hueso)

Instrucciones

1. Para preparar el pollo: precaliente su parrilla. Mezcle la pimienta, la sal, el pimentón, el comino y la sal de ajo en un tazón. Viértalos sobre el pollo y colóquelo en una bolsa Ziploc o resellable. Exprima el jugo de limón dentro y adobe durante aproximadamente 1 a 5 horas. También puede asarlo a la parrilla inmediatamente. Rocíe un poco de aerosol para cocinar en la parrilla y cocine el pollo durante aproximadamente 5 a 6 minutos por cada lado o hasta que esté bien cocido. Deje reposar por unos 10 minutos. Pique el pollo en

finas rebanadas y exprima un poco más de jugo de limón sobre pollo.

2. Para preparar sus tazones de vegetales, tome recipientes del mismo tamaño. Coloque ¼ de taza de quinoa y arroz en cada uno de los recipientes. Cúbralo con 1 ½ tazas de verduras asadas y agregue aproximadamente ½ taza de pollo en rodajas. Guarde en el refrigerador y vuelva a calentar cuando quiera comer. Puede agregar un aderezo bajo en grasa, salsa picante o la de su preferencia una vez calentado. Sirve 8 porciones.

3. Para asar sus verduras, colóquelas en una bandeja para hornear de tamaño grande, luego rocíe con aceite de oliva extra virgen y sazone al gusto con pimienta y sal. Cocine al horno a más de 375 grados F hasta que queden suaves.

Pollo a la Naranja

Ingredientes

- El jugo de 3 naranjas

- 3 cucharadas de aceite, preferiblemente de coco

- 1 cucharadita de jengibre fresco

- Raspadura de 1 naranja

- 1 cucharadita de salsa de ajo

- 3 cucharadas de aminoácidos de coco, Nota: se puede sustituir con salsa de soja sin trigo

- 1 libra de pechuga de pollo, ya cortada en trozos pequeños

Instrucciones

1. Combine la ralladura, jugo de naranja, aminos de coco, jengibre y salsa de ajo en una olla de mediana a fuego medio. Déjelo cocer a fuego lento por un tiempo.

2. Mientras deja que los primeros ingredientes hiervan a fuego lento, caliente 3 cucharadas de aceite en una sartén a fuego medio-alto. Agregue todas las pechugas de pollo y deje que se cocinen hasta que el color se vuelva marrón y se haya formado una corteza en cada trozo de pollo.

3. Ahora puede agregar el pollo a la olla de salsa que ha preparado y revolver para que absorba la salsa de naranja. También puede dejar que se enfríe durante un tiempo (al menos durante 30 minutos) y luego guardarlo en el congelador. Simplemente recaliente en el horno cuando quiera comer. Sirve de 4 a 6 porciones.

4. Nota: si no está satisfecho con el sabor de naranja, intente agregar más ralladura hasta lograr el sabor deseado.

Tazón de Burrito

Ingredientes

Para la quinoa:

- 2 tazas de agua

- ½ cucharadita de sal

- ¼ taza de cilantro fresco (picado)

- La ralladura y el jugo de un limón

- Una taza de quinoa

Para el pollo:

- 2 cucharaditas de sal marina

- 2 piezas de pollo grandes

- Una cucharada de manteca o aceite de coco

Otros ingredients:

- 2 piezas de tocino (si se desea)

- Una batata de gran tamaño (lavada y cortada en cubos de media pulgada)

- Una cucharada de grasa de tocino (también se puede utilizar aceite de coco)

- ¾ taza de queso rallado

- 5 cucharadas de yogur griego (normal)

- 3 tazas de lechuga picada

- ½ taza de cilantro fresco

Instrucciones

1. Para preparar la quinoa: agregue agua, sal y quinoa en una olla y deje que hierva. Cocine y tape durante aproximadamente 20 a 25 minutos o hasta que se vuelva esponjoso y suave. Deje que se enfríe y póngalo a un lado. Una vez que se haya enfriado, agregue el jugo de limón y la ralladura, luego ¼ de taza de cilantro. Revuelva para combinar bien. Agregue limón adicional y ajuste el sabor de acuerdo a su preferencia.

2. Para preparar el pollo: seque la pechuga de pollo y sazone cada lado con sal. Usando una sartén de gran tamaño, caliente a fuego medio-alto. Cocine el pollo alrededor de 4 minutos por cada lado o hasta que se vuelva marrón. Deje enfriar y corte el pollo en trozos pequeños. Dejar de lado.

3. Cocine el tocino hasta que quede crujiente. Reserve el aceite y úselo para cocinar las batatas. Dore y revuelva cada 3 a 5 minutos. Apague el fuego y continúe cocinando las batatas hasta que se pongan blandas. Enfríe y reserve.

4. Para armar su tazón de burrito: una vez que todos los ingredientes se hayan enfriado, agregue una cucharada de yogurt griego en el fondo del tarro. Cúbralo con alrededor de 2 cucharadas de batatas cocidas. Luego cubra con 3 a 4 cucharadas de la mezcla de quinoa y agregue queso, luego un poco de tocino desmenuzado y luego pollo. Llénelo con

ensalada de verduras y cúbralo con cilantro picado antes de cerrar la tapa. Puede hacer al menos 5 tarros de ensaladas.

Albóndigas Para Congelar

Ingredientes

- 1 ramita de romero fresco, picado

- 2 dientes de ajo, picados

- 1 ramita de orégano fresco larga, picada

- 3 ramitas de tomillo fresco, picado

- ½ cebolla amarilla pequeña, picada

- ¼ taza de perejil, picado

- 2 huevos de tamaño medio, batidos

- ½ taza de harina de almendras

- Pimienta negra

- 1 cucharadita de hojuelas de pimienta roja

- ½ taza de queso parmesano, finamente desmenuzado

- ¼ taza de crema, Nota: esto es opcional.

- ¼ taza de grasa de tocino

- 1 libra de carne molida

Instrucciones

1. En un tazón mediano mezcle todos los ingredientes (excepto la grasa de tocino) hasta que estén todos combinados. Con sus manos, ruede la mezcla y haga albóndigas. Consejo: puede hacerlas libremente del tamaño que desee, pero es mucho mejor hacerlas de tamaño mediano para cocinar mejor.

2. A fuego medio a medio alto, caliente la grasa del tocino en una sartén y espere hasta que esté lo suficientemente caliente. Ahora puede agregar las albóndigas y dejarlas freír durante unos 7 minutos o esperar hasta que el fondo esté dorado.

3. Después de cocinar por un lado, gire las albóndigas en el lado opuesto para cocinar. Espere hasta que ese lado también se dore. Esto tomará alrededor de otros 7 minutos. Coloque las albóndigas en un plato después de cocinarlas. ¡A

servir y disfrutar! Y, por supuesto, deje que las demás se enfríen primero y luego congélelas para comerlas cualquier otro día.

4. Puede cortar una albóndiga en el centro y ver si está completamente cocida por dentro. De lo contrario, solo baje el fuego y déjelo reposar unos minutos más. También es inevitable hacer muchas albóndigas y no poder cocinarlas todas a la vez. El truco es cocinarlas en tandas, y colocar las cantidades preparadas en un horno caliente (para mantenerlas calientes) mientras que el otro lote se fríe. Esta receta rinde alrededor de 30 albóndigas.

Ragú de Hinojo y Salchicha

Ingredientes

* 6 dientes de ajo (picados)

* 2 pequeñas cebollas blancas (en cubitos)

* 2 pequeños bulbos de hinojo (en cubitos)

* 2 tomates cortados en cubitos (32 oz), incluyendo sus jugos

* 1 lata de puré de tomate (15 oz)

* Una libra de salchicha italiana caliente

* Aceite de olive extra virgen

* 1 ramita de romero

* Sal y pimienta al gusto

* Pasta cocida (por porción)

* Queso parmesano rallado (por porción)

Instrucciones

1. Desmenuce y saltee la salchicha con aceite de oliva usando una sartén honda o un horno holandés. Dore la salchicha durante alrededor de 10-15 minutos y continúe revolviendo y raspando. No se preocupe si se queda pegado al fondo de la sartén. Se usará mientras cocina en el camino.

2. Agregue las cebollas picadas, el hinojo y el ajo picado. Revuelva bien para combinar la salchicha con las verduras. Baje la temperatura y cocine las verduras con salchicha por unos 15 minutos. Una vez que los vegetales estén tiernos, agregue los tomates enlatados y el puré de tomate. Revuelva y cocine a fuego lento-medio. Agregue sal, pimienta negra y la ramita de romero. Continúe hirviendo a fuego lento y cubra la sartén sin taparla completamente. Quítele la tapa después de una hora y ajuste el sabor de acuerdo con su gusto.

3. Ponga una buena cantidad de ragú sobre la pasta cocida y espolvoree con queso y hojas de hinojo por encima. Puede refrigerar este ragú durante aproximadamente 5 días y mantenerlo congelado durante unos meses. Rinde aproximadamente 8 porciones.

Cena Congelada Salteada

Ingredientes

Para la base que se va a freir:

- Una libra de muslo de pollo o pechuga (también puede utilizar otras proteínas como el tofu, carne de res o cerdo)

- ½ taza de arroz marrón o blanco sin cocinar

- 2 dientes de ajo aplastados

- 1 pimiento (picado)

- Una taza de guisantes dulces (también puede usar otras verduras)

Para la salsa:

- 2 cucharadas de jerez seco

- 2 cucharadas de salsa de soja

- 2 cucharadas de agua (también puede utilizar caldo de vegetales o de pollo)

- Una cucharada de vinagre (vino de arroz)

- Una cucharadita de aceite de sésamo

- Una cucharadita de fécula de maíz (si prefiere que la salsa sea espesa)

Instrucciones

1. Prepare el arroz de acuerdo con las instrucciones del paquete. Una vez hecho esto, coloque el arroz sobre una bandeja para hornear y déjelo enfriar. Transfiéralo usando un contenedor o bolsa para congelador. Refrigere y reserve.

2. Agregue el pollo, la hoja de laurel y el ajo a una olla. Agregue agua, asegurándose de que el pollo esté cubierto con algunas pulgadas de agua. Hierva y cocine el pollo a fuego medio-alto. Déjelo hervir. Una vez que hierva, baje el fuego, cubra la olla y continúe cocinándolo de 10 a 13 minutos o hasta que el pollo esté bien cocido. Si está usando tofu, no necesita ser precocinado.

3.	Una vez que el pollo esté cocido, córtelo en rodajas uniformes y póngalo en una bandeja para hornear forrada con papel pergamino. Asegúrese de dejar espacio para las verduras.

4.	Corte las verduras del mismo tamaño que el pollo y colóquelas junto al pollo. Congele el pollo y las verduras hasta que se solidifique durante aproximadamente 4 horas. También puede hacerlo de la noche a la mañana. Una vez congelado, empaquételo en bolsas para congelar y asegúrese de expulsar el aire tanto como sea posible.

5.	Prepare la salsa batiendo todos los ingredientes. Viértalos en una bolsa para congelar y asegúrese de que las bolsas no tengan fugas ni agujeros. Nuevamente, asegúrese de expulsar el aire tanto como sea posible.

6.	Empaque todos los ingredientes: el arroz, la salsa, el pollo y las verduras en una bolsa o recipiente grande para congelar. Etiquételos según corresponda y séllelos con la menor cantidad de aire posible. Pueden ser almacenados por 3 meses. Esto sirve 2 porciones.

7. Para calentar la comida salteada: descongele primero la salsa. Transfiera el arroz a un recipiente apto para microondas que esté cubierto sin cerrar por completo, y caliente durante aproximadamente 2 minutos. También puede incorporar el arroz mientras cocina el pollo y las verduras.

8. Mientras tanto, agregue 2 cucharaditas de aceite en una sartén grande. Agregue el pollo y cocínelo durante 4-6 minutos. Agregue verduras y cocine. Revuelva ocasionalmente hasta que se caliente y se ablande. Mezcle la salsa y saltee hasta que la salsa se espese. Sirva encima del arroz.

Mini Parfaits

Ingredientes

- 5 cucharaditas de miel (trébol)

- 1 ¼ tazas de yogur griego (vainilla)

- 1 ¼ tazas de bayas congeladas

- 5 cucharadas o más de su mezcla de granola preferida

- Jarrones o frascos de vidrio

Instrucciones

1. Divida todos los ingredientes por igual en 5 frascos de vidrio (4 onzas). Coloque la fruta primero en el fondo y luego la miel, la mezcla de granola y por último el yogur. Cubra con la tapa y guárdelo en el refrigerador. Esto puede durar alrededor de 3-5 días.

Recipiente de Meriendas Saludables

Ingredientes

- Zanahorias bebé

- Uvas rojas

- Fresas

- Queso en tiras

- Manzanas

- Mezcla de frutos secos de su elección

Instrucciones

1. Coloque todos los ingredientes en diferentes paquetes. Para mantener frescas las fresas, enjuáguelas con una mezcla de agua y vinagre, 1 parte de vinagre (ya sea de manzana o blanco) y diez partes de agua. Luego colóquelo en una bolsa para congelar. Guarde en el refrigerador hasta que lo quiera consumir. La cantidad de estos contenedores dependerá de cuánto quiera preparar y cuánto tiempo quiera que dure.

Tazones de Pollo Cubierto de Ajonjolí

Ingredientes

*   12 onzas de espárragos, picados

*   1 taza de semillas de sésamo

*   ½ cucharadita de ajo en polvo

*   2 tazas de quinoa cocida

*   3 pimentones, cortados en tiras

*   1 libra de pollo en tiras

*   3 cucharadas de aceite de oliva

*   Pimienta y sal al gusto

*   Semillas de sésamo

*   Pimiento rojo, opcional

Instrucciones

1.   Caliente una cucharadita de aceite y luego cocine el pimiento por unos 3-4 minutos. Póngalos a un lado.

2. Cocine los espárragos en la misma sartén y sazone con pimienta, ajo en polvo y sal. Cocine por alrededor de 5 minutos o hasta que esté tierno y verde brillante. Póngalo a un lado.

3. Mientras tanto, sazone las tiras de pollo con pimienta, sal, ajo en polvo y aceite. Cúbralas uniformemente con semillas de sésamo.

4. Usando la misma bandeja una vez más, agregue más aceite si es necesario y luego cocine las tiras de pollo por unos 4 a 5 minutos por cada lado.

5. Arme la comida en recipientes separados dividiendo la quinoa y luego agregando el pollo, los espárragos y el pimiento como contornos. Guarde en el refrigerador durante aproximadamente cuatro días.

Pollo con Chile Chipotle

Ingredientes

- 4 dientes de ajo picados

- 2 libras de pechuga de pollo (sin hueso y sin piel)

- 2 cucharadas de aceite de oliva

- 1 cerveza (12 oz)

- 1 lata de tomates picados en cubitos (14 oz)

- 1 lata de frijoles negros (14 oz)

- 1 lata de judías o frijoles rojos (14 oz)

- 1 cucharada de comino, molido

- 3 chiles chipotle picados (salsa de adobo)

- 1 cucharada de chile en polvo

- ¼ taza de Masa Harina

- 1 jugo de un limón

- Cilantro y rodajas de limón para servir

- Queso cheddar, rallado

- Crema agria

Instrucciones

1. Caliente el aceite de oliva y saltee el ajo y las cebollas. Cocine hasta que esté suave. Agregue el pollo y cocine hasta que se dore ligeramente. Agregue tres cuartos de la cerveza y reserve el resto. Cocine hasta un poco más que reducir.

2. Agregue el chipotle, el chile en polvo, los tomates, la sal y el comino. Mezcle para combinar. Cubra y cocine durante aproximadamente una hora.

3. Mientras tanto, mezcle la Masa Harina con el resto de la cerveza y luego revuelva hasta que se forme una pasta. Agregue el chile y luego el jugo de limón. Cocine por otros 10 minutos o hasta que la salsa se espese. Sirva con el cilantro, el queso, la crema agria y el limón.

Chips Horneados de Calabacín

Ingredientes

- 1 calabacín grande

- Sal kosher

- 2 cucharadas de sal

Instrucciones

1. Precaliente su horno a 225 grados F.

2. Tome 2 bandejas para hornear.

3. Corte el calabacín en rodajas de aproximadamente 1-2 pulgadas de grosor. Coloque sobre toallas de papel e intente exprimir el exceso de líquido para ayudar a cocinar el calabacín un poco más rápido.

4. Coloque en la bandeja para hornear. No los amontone. Cepille cada rodaja con aceite y sazone con un poco de sal. Evite el aderezo porque puede tener un sabor salado.

5. Hornee por alrededor de 2 o más horas o hasta que estén crujientes y no estén empapados. Déjelos enfriar. Luego, manténgalos en contenedores herméticos por aproximadamente 3 días solamente.

Avena de Melocotón Melba Refrigerada

Ingredientes

* 1/3 taza de leche descremada

* 1 cucharadita de semillas de chía, secas

* ¼ taza de copos de avena, sin cocer

* ¼ taza de yogur griego, sin grasa

* 2 cucharadas de mermelada de frambuesa

* ¼ cucharadita de extracto de vainilla

* ¼ taza de melocotones picados

Instrucciones

1. Usando un jarrón o frasco de vidrio, agregue leche, yogurt, avena, extracto de vainilla, mermelada y semillas de chía. Cierre con tapa y agite bien hasta que esté bien combinado. Retire la tapa y agregue los melocotones. Remueva bien.

2. Ciérrelo una vez más y luego refrigere durante la noche o hasta que esté listo para consumir. Sírvalo frío. Esto durará 3 días.

Barras de Quinoa de Desayuno

Ingredientes

- 1 ½ tazas de quinoa cocida

- ½ tazas de nueces picadas

- 1 taza de harina de trigo integral

- 1 cucharadita de canela

- 2 cucharadas de semillas de chía

- 1 cucharadita de bicarbonato de sodio

- 2/3 de taza de mantequilla de maní

- 2 huevos

- ½ taza de miel

- 1 cucharadita de vainilla

- 1/3 taza de chips de chocolate (opcional)

- 1/3 taza de pasas

- 2/3 taza de compota de manzana

Instrucciones

1. Combine la quinoa, la vainilla, la compota de manzana, la mantequilla de maní, los huevos y la miel en un tazón. Mezcle bien. Agregue los ingredientes restantes y revuelva hasta que se mezclen bien.

2. Coloque la mezcla en una bandeja para hornear engrasada y hornee por alrededor de 20 minutos a 375 grados F.

3. Deje que se enfríe y luego corte al tamaño de la barra. Guárdelo en el refrigerador hasta que esté listo para comer.

Galletas de Tocino y Chispas de Chocolate

Ingredientes

- 2 tazas de harina de almendras

- ¼ cucharadita de sal

- ¼ cucharadita de bicarbonato de sodio

- 6 cucharadas de aceite de coco derretido

- 4 cucharadas de miel

- 2 cucharaditas de extracto de vainilla

- 2 cucharadas de leche de coco

- 4-6 cucharadas de tocino (desmenuzado y cocido)

- ½ taza de chips de chocolate

Instrucciones

1. Precaliente su horno a 350 grados.

2. Mientras tanto, usando un papel pergamino, coloque la bandeja para galletas.

3. Combine harina de almendras, sal y bicarbonato de sodio. Mézclelos bien con un tenedor.

4. En un recipiente aparte, combine todos los ingredientes húmedos. Asegúrese de que el aceite de coco se derrita.

5. Mezcle los ingredientes secos y húmedos y doble las migas de tocino suavemente. No lo remueva demasiado. Doble lo suficiente como para combinarlo completamente. Esta es ahora su mezcla de galletas.

6. Forme bolitas con las manos y colóquelas en la bandeja para hornear galletas. Hornee durante aproximadamente 8-10 minutos o hasta que se dore por encima. Almacene en el refrigerador o en un recipiente hermético hasta que esté listo para consumir.

Barra de Granola Con Frutos Secos Y Semillas

Ingredientes

- 1 taza de nueces (crudas)

- 1 ½ tazas de almendras (crudas)

- 1 taza de semillas de calabaza (crudas o germinadas)

- ½ taza de semillas de sésamo y semillas de linaza

- 1 taza de coco rallado (sin azúcar)

- 1 cucharadita de canela

- 2 cucharadas de agua

- 3 cucharadas de aceite de coco

- 1 cucharadita de extracto de vainilla

- ½ cucharadita de canela (molida)

- ½ cucharadita de sal kosher

- 1 huevo (ligeramente batido)

Instrucciones

1. Precaliente el horno a 300 grados.

2. Coloque su bandeja para hornear cubierta con papel pergamino.

3. Coloque las nueces, almendras y semillas de calabaza dentro de la licuadora o procesador de alimentos. Pulse varias veces hasta que quede finamente picado. Asegúrese de no molerlos hasta que se hagan polvo.

4. En un tazón grande para mezclar, bata la clara de huevo con agua hasta que se vuelva burbujeante y un poco espumosa. Agregue el extracto de vainilla, la sal y la canela y bata bien.

5. Vierta las nueces picadas y las semillas junto con el coco rallado. Mezcle bien hasta que todo esté uniformemente cubierto.

6. Extienda la mezcla de manera uniforme en el molde para hornear forrado. Hornee durante unos

40 minutos o hasta que se vuelva crujiente y dorado. Revuelva dos veces.

7. Retire del horno y deje enfriar durante aproximadamente 10 minutos. Usando su espátula, raspe la granola. Una vez que se haya enfriado, guárdelo en un recipiente de plástico o vidrio hermético.

8. Sirva por encima de yogurt de coco con frutas, o puede agregar frutos secos.

Tiritas Fritas de Jícama Picante

Ingredientes:

- 1 jicama grande (en espirales)

- 2 cucharadas de aceite de oliva para rociar

- Pizca de sal al gusto

- 1 cucharada de cebolla en polvo

- 2 cucharadas de pimienta cayena

- 2 cucharadas de chile en polvo

Instrucciones

1. Precaliente su horno a 405 grados.

2. Coloque la jícama en espirales en una bandeja para hornear y córtelas en tiras pequeñas para que se vean como papas fritas.

3. Rocíelas con aceite de oliva y mézclelas ligeramente para cubrir uniformemente las tiritas.

4. Sazone los fideos Jicama con sal, pimienta de cayena, cebolla en polvo y chile en polvo. Vuelva a

tirarlos ligeramente para que las especias y el condimento se distribuyan uniformemente. Asegúrate de no abarrotar los fideos para evitar que se peguen.

5. Hornee durante 15 minutos y luego voltéelos para hornear nuevamente por otros 10 a 10 minutos o hasta obtener la textura crujiente que prefiera.

6. Almacene en un recipiente hermético hasta 3 días.

Gachas de Desayuno

Ingredientes

* ½ taza de arroz salvaje o rojo

* ½ taza de avena (cortada)

* ¼ taza de faro o cebada perlada

* ½ taza de cereal de trigo o harina de cereales

* 1 trozo de cáscara de naranja (cortadas en rodajas de 2 pulgadas)

* 1 pedazo de un palito de canela

* 1-2 cucharadas de azúcar moreno (de color oscuro o claro)

* ¼ cucharadita de sal

* ¼ taza de frutos secos (escoja los frutos de su preferencia)

* 5 tazas de agua

* nueces picadas, leche o jarabe de arce para servir (opcional)

Instrucciones

1. 12 horas antes de servir, puede preparar este plato a tiempo para el desayuno. Coloque el arroz, la cebada, la farina y la avena en la olla de cocción lenta. Agregue el palito de canela, sal, azúcar, 5 tazas de agua y la cáscara de naranja. Agregue también los frutos secos de su elección.

2. Ajuste la olla de cocción lenta para el ciclo de cocción de avena, de modo que se cocinará y preparará una vez que se despierte por la mañana. Si su olla no tiene un ciclo de gachas, puede cocinarla durante aproximadamente una hora y calentarlas por la mañana.

3. Sirva con almíbar o leche, cubierto con nueces si lo prefiere.

Pollo al Horno Con Batata

Ingredientes

- 6 dientes de ajo cortados en cubos

- 2 cucharadas de aceite de oliva

- 1 batata grande, cortada en pedazos de una pulgada

- 2 tazas de zanahorias, picadas en pedazos de una pulgada

- 1 ½ taza de trocitos de cebolla

- 1 lb de pechuga de pollo, cortado en pedazos de una pulgada (crudo)

- 1 lb de brócoli al vapor

- 1 cucharadita de romero, seco

- ½ taza de queso parmesano

Instrucciones

1. Precaliente su horno a 375 grados F.

2. Usando una bandeja grande para hornear, coloque el ajo, el aceite de oliva, la batata, la cebolla, las zanahorias, el pollo y el romero. Sazone con la cantidad correcta de pimienta y sal y luego hornee por alrededor de 30 a 40 minutos o hasta que el pollo esté bien cocido y las verduras también.

3. Agregue brócoli y luego el queso parmesano. Coloque en recipientes individuales.

Fideos De Pera Con Yogurt Parfait

Ingredientes

* yogur griego (cualquier sabor de su preferencia)

* 2 peras medianas

* ¾ taza de frutas en cubitos (mezcla de fresas, plátanos, y arándanos)

* 1 plato de su granola favorita

Instrucciones

1. Divida la fruta mezclada en cubitos en 3 jarras de vidrio separados. Agrégueles el yogurt y luego ponga 1/3 taza de granola en cada olla.

2. Cubra la granola con tiritas de pera. Refrigere si no lo va a consumir aún.

Cazuela de Desayuno

Ingredientes

- Una bolsa de 32 onzas de patatas troceadas (congeladas)

- 1 libra de tocino

- 1 cebolla pequeña picada en cubitos

- 8 onzas de queso cheddar (rallado)

- ½ pimiento picado en cubitos (rojo)

- ½ pimiento picado en cubitos (verde)

- 12 huevos

- 1 taza de leche

Instrucciones

1. Corte el tocino en trozos pequeños y cocine bien. Escurra el exceso de grasa.

2. Agregue media bolsa de papas fritas en la parte inferior de la olla y agregue la mitad del tocino

cocinado, la mitad de las cebollas, la mitad de los pimientos rojos y verdes y el queso rallado.

3. Coloque la mitad restante de patatas encima. Seguido por el tocino restante, cebollas, queso y los pimientos rojos y verdes.

4. Mientras tanto, rompa 12 huevos en un tazón y bata con la leche. Vierta esta mezcla en la olla de cocción y agregue pimienta y sal.

5. Cocine la mezcla durante 4 horas a fuego lento.

Sopa Fácil de Guisantes

Ingredientes

* ½ taza de perejil fresco (picado; además añada 8-10 tallos de perejil más)

* 4 ramitas de tomillo

* 1 libra de arvejas verdes (enjuagadas y seleccionadas)

* 1 puerro de tamaño considerable (utilizar la parte verde clara y blanca solamente; cortado por la mitad y en rodajas finas)

* 2 tallos de apio picados

* 2 zanahorias (picadas)

* Sal y pimienta

* 1 pierna ahumada de pavo (alrededor de 1 a 1 ½ libras)

* ¼ taza de yogur natural (sin grasa)

* ½ taza de guisantes congelados (descongelado)

- Pan crujiente para servir (opcional)

Instrucciones

1. Ate el tomillo con los tallos de perejil con un hilo de cocina. Colóquelo en la olla de cocción lenta. Agregue los puerros, arvejas, zanahorias, apio, una cucharadita de sal y media cucharadita de pimienta. Mézclelos para combinar. Agregue la pierna de pavo más 7 tazas de agua y cubra con la tapa.

2. Cocine a fuego lento durante aproximadamente 6-8 horas o hasta que los guisantes y el pavo estén tiernos. Una vez hecho esto, deseche las ramitas de hierba. Deseche el hueso y la piel del pavo y luego triture su carne.

3. Revuelva la sopa vigorosamente para romper los guisantes y hacer la sopa más suave. Puede agregar agua si es demasiado gruesa para su preferencia.

4. Agregue aproximadamente ¾ del pavo rallado en la sopa. Reserve algunos tipos de carne para adornar. Agregue el perejil picado y sazone con pimienta y sal.

5. Sirva la sopa en tazones. Recubra con guisantes verdes y carne descongelados. Sirva con pan si lo prefiere. Rinde 1 porción.

Ensalada De Calabacín Con Espinacas Y Aderezo De Aguacate

Ingredientes

- ½ taza de frijoles de soya sin cáscara

- 1 ½ tazas de calabacín en espirales

- ½ taza de pimiento rojo, picado

- ½ taza de apio, en rodajas

- ½ taza de tomates cherry

- 2 cucharadas de aceitunas, opcional

- ¼ taza de queso feta, opcional

  Para el aderezo

- ½ aguacate

- ½ taza de espinaca

- 2 cucharadas de yogur griego

- 2 cucharadas de aceite de oliva extra virgen

- El jugo de un limón

- Pimienta y sal al gusto

Instrucciones

1. Mezcle todos los ingredientes del aderezo usando la licuadora. Vierta en tarro de vidrio.

2. Agregue el apio primero, luego pimientos, edamame, queso, tomates, queso feta y aceitunas, en ese orden.

3. Por último, agregue los fideos de calabacín. Cubra, luego refrigere.

4. Cuando esté listo para comer, agite bien el frasco y vierta en un plato.

Ensalada De Quinoa Al Curry

Ingredientes

- 4 tazas de agua

- 2 tazas de quinoa

- ½ taza de aceite de oliva extra virgen

- 2 cucharadas de polvo de curry

- ¼ taza de vinagre de sidra de manzana

- 2 pequeños dientes de ajo picado

- 1 pepino picado en cubitos

- 1 limón, el jugo y la ralladura

- 2 pimientos rojos picados en cubos

- 2 manzanas verdes picadas en cubos

- ¼ taza de hojas de albahaca cortadas finamente

- Sal al gusto

Instrucciones

1. Enjuague la quinoa y luego combínela con el polvo de curry, el agua y la sal en una olla grande. Cubra y luego hierva. Reduzca el fuego y continúe cocinando a fuego lento por unos 18 minutos. Retire del fuego y luego déjelo reposar durante 5 minutos más.

2. Mientras tanto, mezcle el aceite de oliva, la sal, la ralladura de limón y el jugo de limón, el vinagre y el ajo. Bata hasta que se combine bien. Agregue la manzana, los pimientos y el pepino, luego agregue la quinoa tibia y mezcle bien. Deje reposar por un tiempo hasta que el líquido y los sabores se absorban bien.

3. Agregue albahaca y cubra. Enfríe y transfiéralo a un plato o tazón cuando esté listo para el consumidor. Rinde alrededor de 6-8 porciones.

Pollo De Cocción Lenta Con Salsa

Ingredientes

* 4-5 libras de pollo entero

* 2 cucharadas de ghee

* 2 cebollas medianas (picadas)

* 6 dientes de ajo pelado

* 1 cucharadita de pasta de tomate

* ¼ taza de caldo de pollo

* ¼ copa de vino blanco

* Su condimento favorito

* Sal kosher

* pimienta molida fresca

Instrucciones

1. Prepare y corte todas las verduras.

2. Usando una sartén de hierro grande, derrita el ghee a fuego medio-alto. Saltee el ajo y las cebollas. Agregue pasta de tomate. Cocine durante

aproximadamente 8-10 minutos y sazone las verduras con pimienta y sal.

3. Cuando todas las verduras estén ligeramente doradas y suaves, desglasar la sartén con vino blanco y transfiera todo a su olla de cocción lenta.

4. Mientras tanto, sazone su pollo con pimienta y sal y su condimento favorito. Asegúrese de sazonarlos por dentro y por fuera. Coloque el pollo, con la pechuga hacia abajo dentro de la olla. Cocine a fuego lento durante aproximadamente 4-6 horas.

5. Una vez que termine de cocinar, saque el pollo y déjelo reposar durante aproximadamente 20 minutos.

6. Agregue el exceso de grasa encima de las verduras dentro de la olla de cocción lenta. Usando una licuadora de inmersión o licuadora manual, mezcle bien hasta que la mezcla se convierta en una salsa

que le haga agua la boca. Agregue condimentos de acuerdo a su preferencia.

7. Corte el pollo usando sus manos. Colóquelo en un plato de servir y agregue la salsa en un tazón pequeño.

Pudín de Chía, Jengibre Y Pomelo

Ingredientes

Para el pudín

* 6 a 7 cucharadas de semillas de chía

* 1 cucharadita de jengibre rallado

* ½ taza de leche de coco enlatada (con toda la grasa)

* 1 ½ tazas de leche no láctea (sin azúcar)

* 1 cucharadita de extracto de vainilla

* 1 a 3 cucharaditas de jarabe de arce

Para el relleno

* ¼ taza de coco rallado, sin azúcar

* 2 pomelos, cortados en segmentos

Instrucciones

1. En un tazón, mezcle todos los ingredientes del pudin. Cubra y refrigere por alrededor de 2 horas hasta que se espese. Agite o bata de vez en cuando.

121

Si el postre parece tener consistencia muy líquida después de 2 horas, agregue más semillas de chía, solo 1 cucharada, dejándolo reposar durante otra hora hasta que consiga una textura similar a un pudín.

2. Sirva en porciones individuales y agréguele encima coco y pomelo. Rinde aproximadamente 2 porciones.

Calabacín En Espirales Con Maíz Y Tomates

Ingredientes

- 4 calabacines medianos en espirales
- 2 orejas de maíz dulce (granos sacados de la mazorca)
- 1 pinta de tomates cherry picados por la mitad
- ½ taza de hojas de albahaca
- ½ taza de queso parmesano rallado

Para el aderezo:

- ¼ taza de aceite de oliva
- ¼ taza de aceite de semilla de uva o cualquier aceite ligero
- ¼ taza de vinagre champán
- ¼ cucharadita de azúcar
- ½ cucharadita de sal kosher
- 1 diente de ajo machacado

Instrucciones

1. Mezcle el maíz, los tomates y el calabacín en un bol. Póngalos a un lado.

2. Mientras tanto, agregue todos los ingredientes del aderezo en un frasco y mezcle bien. Agregue la mezcla de calabacín encima y coloque en el refrigerador. Cuando esté listo para consumir, agite bien hasta que esté completamente empapado.

3. Sírvalo en el plato y luego cubra con queso y albahaca.

Lasaña Vegetariana

Ingredientes

- 1 frasco de salsa marinara (26 oz)

- 1 ½ latas de tomates picados (14 oz)

- 1 paquete de 8 oz de fideos de lasaña sin hervir

- 1 envase de queso ricotta parcialmente desnatado

- 1 paquete de mozzarella (rallado) (8 oz)

- 1 paquete de espinacas congeladas (descongeladas, picadas y exprimidas para secarlas) (10 oz)

- 1 taza de bizcochos vegetarianos (congelados)

Instrucciones

1. En un tazón mediano, combine los tomates con su jugo y salsa marinara.

2. Mientras tanto, usando un aerosol antiadherente para cocinar, rocíe la parte inferior de la olla eléctrica. Coloque una taza de salsa de tomate en la base.

3. Coloque ¼ de los fideos sobre la salsa. Superponga los fideos y asegúrese de romperlos para cubrir gran parte de la salsa.

4. Ponga alrededor de ¾ taza de salsa encima de los fideos y encima, media taza de ricotta y media taza de mozzarella rallada. Distribuya la mitad de la espinaca sobre el queso.

5. Repita el mismo proceso, comenzando dos veces con los fideos. Una vez en la capa intermedia, reemplace la espinaca usando los trozos congelados. Coloque los fideos restantes y cúbralo con la salsa y el queso restantes.

6. Tape y cocine durante aproximadamente 2 ½ - 3 horas a fuego lento, y luego de 1 ½ - 2 horas a fuego alto o verifique si los fideos ya están tiernos.

Copas de Huevo y Vegetales

Ingredientes

- 1 pimiento rojo picado

- 4 cebollas verdes picadas, use ambas partes, blancas y verdes

- 8 huevos

- 1 cucharada de aceite de oliva

- 1 pimiento naranja picado

- Pimienta y sal al gusto

Instrucciones

1. Precaliente su horno a aproximadamente 350 grados F.

2. Caliente el aceite de oliva en una sartén grande. Agregue los pimientos, la sal y la cebolla verde. Saltee los vegetales por unos 5 a 7 minutos o hasta que estén tiernos y suaves. Sáquelos de la sartén y deje enfriar.

3. Bata los huevos con la sal. Agregue las verduras salteadas y mezcle bien. Coloque suficiente mezcla en los moldes para muffins engrasados.

4. Hornee durante unos 20 minutos o hasta que se vea inflado.

5. Retire del horno y luego déjelo enfriar. Sirva, o puede guardarse en el refrigerador en un recipiente sellado por aproximadamente 4 días. Rinde alrededor de 12 copas.

Granola De Nueces, Arándanos Y Naranja

Ingredientes

* ¼ taza de jugo de naranja

* 1 ½ tazas del cereal Rice Krispies

* 1 cucharadita de cáscara de naranja

* 1 ½ tazas de avena tradicional

* ½ cucharadas de aceite

* 1 clara de huevo ligeramente batido

* 2 cucharadas de jarabe de arce

* 2 cucharadas de nueces picadas

* 3 cucharadas de arándanos, secos

Instrucciones

1. Precaliente su horno a 350 grados F y luego cubra una bandeja cuadrada con spray antiadherente.

2. Combine la avena con el cereal Rice Krispies en un tazón grande. Usando otro recipiente, bata el jugo

de naranja, el aceite, la clara de huevo, el jarabe de arce y la ralladura de naranja. Vierta el cereal y revuelva con la espátula hasta que esté cubierto uniformemente.

3. Extiéndalo en la bandeja de hornear y hornee por alrededor de 40 a 45 minutos en el horno a 350 grados F. Revuelva la mezcla cada 15 minutos o hasta que se vuelva crujiente y dorada. Asegúrese de remover la granola para evitar que se queme. Deje enfriar durante unos 5 minutos y luego agregue las nueces y los arándanos. Almacene en un contenedor.

Leche De Anacardo Con Vainilla

Ingredientes

- 3 tazas de agua

- 3 dátiles sin pepas

- 1 taza de anacardos crudos

- Pizca de sal, opcional

- 1 cucharadita de extracto de vainilla

Instrucciones

1. Mezcle los anacardos usando una licuadora hasta que se vuelva polvoriento por alrededor de 30 segundos. No mezcle demasiado o se convertirá en mantequilla de anacardo.

2. Agregue los dátiles picados, el agua, el extracto de vainilla y la sal marina. Mezcle nuevamente hasta que esté suave y bien combinado durante unos 30 segundos.

3. Guarde dentro del refrigerador en un recipiente herméticamente cerrado. Esto durará alrededor de 5 días.

Smoothie Energizante de Superalimentos

Ingredientes

- ½ aguacate

- 1 taza de agua de coco

- ½ taza de col

- ½ taza de fruta tropical (papaya, mango, piña o una combinación)

- ½ taza de espinaca

- 1/3 taza de yogur griego

- 2 cucharadas de bayas de Goji

- 2 cucharadas de arándanos (secos)

- 1 cucharadita de aceite de coco

- 1 cucharadita de maca

- 1 cucharada de copos de coco

- 1 cucharadita de polvo de hierba de trigo

- Edulcorantes (esto es opcional; puede escoger miel, stevia o jarabe de arce)

Instrucciones

Coloque todos los ingredientes en la licuadora. Mezcle bien hasta que quede suave. ¡Vierta en una copa y disfrute!

Plátano, Espinacas Y Fresa

Ingredientes

- 2 tazas de espinacas

- 1 plátano grande

- Un vaso de agua

- 4 fresas grandes en rodajas

Instrucciones

Coloque todos los ingredientes en la licuadora. Mezcle bien hasta que quede suave. ¡Vierta en una copa y disfrute!

Smoothie de Kiwi y Plátano

Ingredientes

* ½ taza de agua

* 1 plátano mediano (congelado o fresco)

* Una taza de espinacas

* 2 kiwis (cortados por la mitad y pelados)

* Sal marina

* ½ cucharada de aceite de coco

* Una cucharada de semillas de linaza o semillas de chía

* Una cucharada de copos o tiras de coco

* Edulcorantes como el jarabe de arce, miel o stevia (si lo desea)

Instrucciones

Coloque todos los ingredientes en la licuadora. Mezcle bien hasta que quede suave. ¡Vierta en una copa y disfrute!

Smoothie de Plátano y Superalimentos

Ingredientes

- 1 plátano mediano (congelado o fresco)

- Una taza de espinaca

- 1 ½ tazas de leche de almendras

- ½ taza de fresas (congeladas o frescas)

- 2 cucharadas de yogur griego

- ½ taza de trozos de mango (congelados o frescos)

- Una cucharada de aceite de coco

- Una cucharada de polen de abeja

- Una cucharada de gel de semilla de chía o las semillas de chía

- Una taza de col rizada

- 1 cucharada de gelatina (también se puede utilizar su polvo de proteínas)

- 1 cucharada de semillas de cáñamo

- Cualquier otro súper alimento que tenga (opcional)

Instrucciones

Coloque todos los ingredientes en la licuadora. Mezcle bien hasta que quede suave. ¡Vierta en una copa y disfrute!

Smoothie de Naranja Y Zanahoria

Ingredientes

* 2 clementinas peladas

* 4 zanahorias ralladas (debería ser alrededor de 2 tazas)

* 2/3 taza de yogur griego (vainilla)

* Una taza de lechuga romana (picada)

* ½ taza de cubitos de hielo

Instrucciones

Coloque todos los ingredientes en la licuadora. Mezcle bien hasta que quede suave. ¡Vierta en una copa y disfrute!

Smoothie Poderoso de Frutas

Ingredientes

* 2 tazas de sandía (en cubos y sin semillas, sin la corteza)

* 1 ½ tazas de fresas congeladas (sin azúcar)

* 1 ½ taza de coliflor pequeña (floretes solamente)

* 1 yogur griego (con sabor a fresa) (6 oz)

* 2 cucharadas de conservas de fresas (si se desea)

Instrucciones

1. Usando una olla pequeña, cocine la coliflor por unos 10 minutos o hasta que esté tierna. Escurra y luego enjuague con agua fría.

2. Coloque la coliflor cocida, las fresas, el yogur, la sandía y las conservas de fresa si las va a usar. Cubra y mezcle hasta que quede suave. Vierta en un vaso alto. ¡Sirva y disfrute!

Conclusión

Ha terminado de leer este libro. Espero que haya aprendido mucho y, finalmente, que la preparación de la comida se convierta en un hábito suyo. ¿Ve lo bella que es la preparación de las comidas? Tómese su tiempo y no tenga miedo de comenzar poco a poco. Recuerde que no tiene que prepararlo todo. Si solo es un principiante, esto será abrumador para usted. Trate de preparar comidas que sean buenas por solo uno o dos días. No salte de inmediato a preparar las comidas para una semana. Una vez que se sienta cómodo con el proceso, todo será fácil.

Otro recordatorio es seguir primero las recetas, especialmente si no está familiarizado con algunos de los ingredientes y procedimientos. Esto ayudará a darle confianza a medida que avanza en su hábito de preparación de comidas. Solo concéntrese en preparar las comidas con anticipación. Haga de este libro su guía en su hábito de preparación de comidas. Disfrute e incluya a los miembros de su familia, especialmente a sus hijos, al hacer los preparativos. Esto les ayudará a aprender los conceptos básicos a una temprana edad y les enseñará a comer saludablemente.

Finalmente, dese un tiempo para acostumbrarse a este proceso. Recuerde, nada se aprende de la noche a la mañana. Habrá algunos percances y errores, pero con el tiempo aprenderá de ellos. No se desanime si eso sucede. Tenga en cuenta que la preparación de comidas se trata de hacer que sea más fácil para usted y proporcionarle a su familia comidas saludables todos los días, sin causarle más estrés. Así que solo tómelo con calma. Estoy seguro de que podrá avanzar y tener éxito en este camino.

¡De nuevo, gracias y que tenga un viaje de preparación de comidas saludable y feliz!

Últimas palabras

¡Gracias de nuevo por la compra de este libro!

Realmente espero que este libro sea capaz de ayudarle.

El siguiente paso es unirse a nuestro boletín informativo por correo electrónico para recibir actualizaciones sobre cualquier lanzamiento próximo o promoción de un nuevo libro. ¡Usted puede registrarse de forma gratuita, y como beneficio adicional, también recibirá nuestro libro "7 Errores de Fitness Que No Sabe Que Está Cometiendo"! Este libro de bonus analiza muchos de los errores de fitness más comunes y desmitificará muchas de las complejidades y la ciencia de ponerse en forma. ¡Tener todo este conocimiento y ciencia del fitness organizados útilmente en un libro paso a paso, lo ayudará a comenzar en la dirección correcta en su viaje de entrenamiento!

Para unirse a nuestro boletín gratuito por correo electrónico y recibir su libro gratis, visite el enlace y regístrese en: **www.hmwpublishing.com/gift**

Finalmente, si disfrutó este libro, me gustaría pedirle un favor. ¿Sería tan amable de dejar una reseña para este libro? ¡Sería tremendamente apreciado!

¡Gracias y buena suerte en su viaje!

Sobre el co-autor

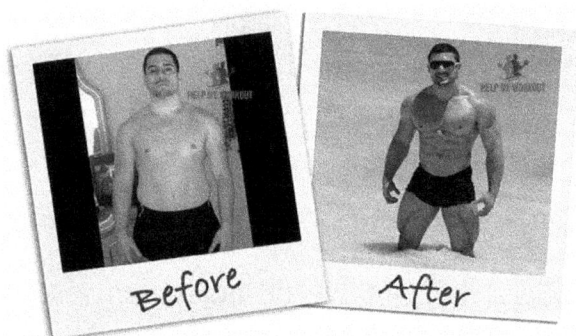

Mi nombre es George Kaplo. Soy un entrenador personal certificado de Montreal, Canadá. Comenzaré diciendo que no soy el hombre más grande que conocerá y este nunca ha sido mi objetivo. De hecho, comencé a entrenar para superar mi mayor inseguridad cuando era más joven, que era mi autoconfianza. Esto se debió a mi altura, porque media solo 5 pies y 5 pulgadas (168 cm), lo cual me impedía intentar cualquier cosa que siempre quise lograr en la vida. Es posible que usted esté pasando por algunos desafíos en este momento, o simplemente puede querer ponerse en forma, y ciertamente puedo relacionarme.

Para mí, personalmente, el mundo de la salud y el fitness siempre me resultó interesante y quería ganar algo de músculo debido a la gran cantidad de acoso que recibí en mi adolescencia sobre mi estatura y mi cuerpo con sobrepeso. Decidí que no podía hacer nada acerca de mi altura, pero estaba seguro de que sí podía hacer algo acerca de cómo se veía mi cuerpo. Este fue el comienzo de mi viaje de transformación. No tenía idea de por dónde empezar, pero comencé. A veces me sentí preocupado y atemorizado de que otras personas se burlaran de mí por hacer los ejercicios de la manera incorrecta. Siempre deseé tener un amigo que estuviese a mi lado y que tuviera el conocimiento suficiente para ayudarme a comenzar y "mostrarme las cuerdas".

Después de mucho trabajo, estudio e innumerables pruebas y errores, algunas personas comenzaron a notar cómo me estaba poniendo más en forma y cómo comenzaba a interesarme mucho por el tema. Esto hizo que muchos amigos y caras nuevas vinieran a verme y me pidieran consejos de entrenamiento. Al principio, parecía extraño cuando la gente me pedía que los ayudara a ponerse en forma. Pero lo que me mantuvo en marcha fue cuando comenzaron a ver cambios en su propio cuerpo y me dijeron que era la primera vez que veían resultados reales. A partir de ahí, más personas siguieron viniendo a mí, y esto me hizo darme cuenta que tanto leer y estudiar en este campo me ayudó, pero también me permitió ayudar a otros. Ahora soy un entrenador personal totalmente certificado y he entrenado a numerosos clientes hasta la fecha que han logrado resultados sorprendentes.

Hoy, mi hermano Alex Kaplo (también Entrenador Personal Certificado) y yo, somos dueños y operadores de esta empresa editorial, donde traemos autores apasionados y expertos para escribir sobre temas de salud y ejercicio. También contamos con un sitio web de ejercicios en línea llamado "HelpMeWorkout.com" y me gustaría conectarme con usted invitándolo a visitar el sitio web en la página siguiente y registrarse en nuestro boletín electrónico (incluso obtendrá un libro gratis). Por último, pero no menos importante, si está en la posición en la que estuve una vez y quiere orientación, no lo dude y pregúnteme ... ¡Estaré allí para ayudarle!

Su amigo y entrenador,

George Kaplo

Entrenador Personal Certificado

Descargar otro libro de forma gratuita

Quiero agradecerle por comprar este libro y ofrecerle otro libro (tan largo y valioso como este libro), "Errores de Salud y Fitness Que No Sabe Que Está Cometiendo", completamente gratis.

Visite el siguiente enlace para registrarse y recibirlo: www.hmwpublishing.com/gift

En este libro, voy a desglosar los errores más comunes de salud y fitness que probablemente esté cometiendo en este momento, ¡y le revelaré cómo puede llegar fácilmente a la mejor forma de su vida!

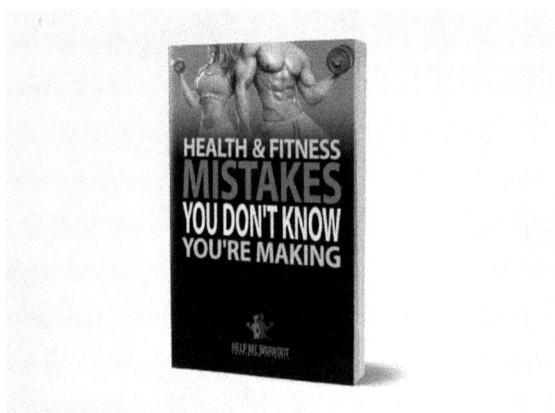

Además de este valioso regalo, también tendrá la oportunidad de obtener nuestros nuevos libros de forma gratuita, ingresar en concursos y recibir otros valiosos correos electrónicos de mi parte. De nuevo, visite el enlace para registrarse:

 www.hmwpublishing.com/gift

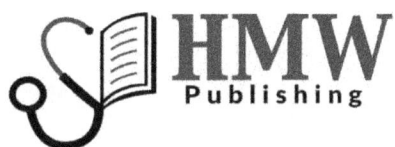

Para más libros geniales visitar:

HMWPublishing.com

www.ingramcontent.com/pod-product-compliance
Lightning Source LLC
Chambersburg PA
CBHW050729030426
42336CB00012B/1481